41 Natürliche Rezepte gegen Lungenkrebs:

Krebsbekämpfende Nahrung, die dir helfen wird dein Immunsystem zu stimulieren

Von

Joe Correa CSN

COPYRIGHT

© 2017 Live Stronger Faster Inc.

Alle Rechte vorbehalten

Die Reproduktion oder Übersetzung jeglicher Teile des nachfolgenden Werkes die außerhalb des Abschnittes 107 oder 108 aus dem 1976 United States Copyright Act ohne die Erlaubnis des Copyright Eigentümers ist gesetzwidrig.

Diese Publikation wurde entwickelt, um genaue und maßgebliche Informationen in Bezug auf das Thema zu liefern. Es wird mit dem Verständnis verkauft, dass weder der Autor noch der Verlag medizinische Beratung in Anspruch nimmt. Wenn ärztlicher Rat oder Hilfe erforderlich ist, wenden Sie sich bitte an einen Arzt. Dieses Buch gilt als Leitfaden und sollte in keiner Weise schädlich für Ihre Gesundheit verwendet werden. Konsultieren Sie bitte einem Arzt, bevor Sie diesen Ernährungsplan starten, um sicherzustellen, dass es das Richtige für Sie ist.

DANKSAGUNG

Dieses Buch ist meinen Freunden und meiner Familie gewidmet, die leichte oder schwere Erkrankungen hatten, um ihnen eine Lösung zu geben und damit Sie die notwendigen Veränderungen in Ihrem Leben vornehmen können.

41 Natürliche Rezepte gegen Lungenkrebs:

Krebsbekämpfende Nahrung, die dir helfen wird dein Immunsystem zu stimulieren

Von

Joe Correa CSN

INHALT

Copyright

Danksagung

Über den Autor

Einleitung

41 Natürliche Rezepte gegen Lungenkrebs: Krebsbekämpfende Nahrung, die dir helfen wird dein Immunsystem zu stimulieren

Weitere Werke des Autors

ÜBER DEN AUTOR

Nach Jahren der Nachforschung glaube ich wirklich an die positiven Auswirkungen, die eine richtige Ernährungsweis auf den Körper und Geist haben kann. Mein Wissen und meine Erfahrung hat mir geholfen gesünder zu leben über die Jahre und das habe ich auch an meine Familie und meine Freunde weitergegeben. Je mehr du über gesundes essen und trinken weißt, desto eher wirst du deine Lebens- und Essensgewohnheiten ändern wollen.

Die Ernährung ist ein Kernstück in dem Prozess des gesunden und längeren Lebens, so fang heute damit an. Der erste Schritt ist der wichtigste und der bedeutendste.

EINLEITUNG

41 Natürliche Rezepte gegen Lungenkrebs: Krebsbekämpfende Nahrung, die dir helfen wird dein Immunsystem zu stimulieren

Von Joe Correa CSN

Um Lungenkrebs zu vermeiden ist eine gute Ernährung ein Schüssel Faktor und Lebensmittel wie Grünkohl, Brokkoli, Orangensaft und Meeresfrüchte (besonders Kabeljau) spielen da eine Schlüsselrolle. Diese besonderen Lebensmittel werden ihnen helfen die wichtigen Nährstoffe und Minerale zu sich zu nehmen, welche Lungen hilfreich sind Lungenkrebs zu vermeiden.

Grünkohl Blätter sind voller schwefelhaltiger Verbindungen die eine Entgiftung unterstützen Brokkoli. Brokkoli ist das einzige Gemüse mit einer Beträchtliche Menge an Sulforaphan, einer starken Verbindung die die körpereigene Enzyme stärkt und krebsverursachende Chemikalien rausspült.

Eine Forscher meinen Orangen sind ein komplettes Paket aus jedem natürlichen Inhibitor, der bisher bekannt ist. Limonen in Orangen können unser Antioxidans-

Entgiftungs-Enzymsystem stimulieren, das hilft, Krebs zu verhindern und zu stoppen.

Während wir oft an Milch in Verbindung mit Vitamin D denken, kann man auch eine große Menge in Shrimps, Lachs und Kabeljau finden. Eine andere gute Quelle sind Eier.

Das Öl der Kabeljau Leber ist auch bekannt für ihr vieles Vitamin D, welches eine gute Verbindung ist um den Tumorwachstum zu verlangsamen und das Immunsystem zu unterstützen.

Es ist auch reich an langkettigen Omega-3-Fettsäuren, die häufig in öligen Fischen gefunden werden. Omega-3-Fette sind gesunde Fette, die auch schützende Eigenschaften gegen Krebs haben.

41 NATÜRLICHE REZEPTE GEGEN LUNGENKREBS: KREBSBEKÄMPFENDE NAHRUNG, DIE DIR HELFEN WIRD DEIN IMMUNSYSTEM ZU STIMULIEREN

1. Grünkohl Überraschung

Zutaten:

¼ cup Extra natives Olivenöl

1 16 oz. Packung Grünkohl

2 Knoblauchzehen

¼ Teelöffel rote Pfeffer Flocken

Eine Prise Salz

Vorbereitung:

Den Grünkohl in einem Topf mit gesalzenem Wasser für 5 Minuten kochen lassen und dann abtropfen lassen.

Das Olivenöl und den Knoblauch in einer Bratpfanne erhitzen. Wenn der Knoblauch anfängt zu kochen den

Grünkohl, Salz und Pfeffer Flocken hinzufügen. Gut vermischen und braten bis der Kohl anfängt zu kochen im Öl. Warm oder Kalt servieren.

2. Super grüne Eier

Zutaten:

6 Eier

½ cup Milch

¼ cup saure Sahne

¼ cup Extra natives Olivenöl

1 kleine Zwiebel

¼ cup Käse nach Wahl

1 16 oz. Packung Grünkohl

¼ Teelöffel rote Pfeffer Flocken

Eine Prise Salz

Vorbereitung:

Die Eier mit Salz und Pfeffer, Milch und saurer Sahne in einer Schüssel aufschlagen. Die fein gehackten Zwiebeln in einer Pfanne anbraten mit einem Esslöffel Olivenöl. Die Eiermischung hinzufügen und kochen lassen, bis die Eier fast fest sind. Den Grünkohl, Käse und die Pfeffer Flocken hinzufügen. Die Eier über dem Grünkohl falten und kochen lassen bis der Kohl weich und die Eier hart sind.

3. Bunte Bohnen und Grünkohl

Zutaten:

1 Dose vorgekochter Pinto Bohnen

1 16 oz. Packung Grünkohl

1 cup Hühnerbrühe

Prise Salz und Pfeffer

1 tbsp. rote Pfeffer Flocken

1 tbsp. Olivenöl

1 Knoblauchzehe

1 tsp. Chilipulver

Vorbereitung:

Ein Topf mit Salzwasser zum Kochen bringen und Grünkohl hinzufügen und kochen lassen bis er weich ist. Abtropfen lassen. In einer Bratpfanne Knoblauch und Öl anbraten. Die Zwiebeln hinzufügen und kochen lassen bis die Mischung glasig ist.

Die Hühnerbrühe hinzufügen und die abgewaschenen und abgetropften Pinto Bohnen hinzufügen. Gründlich erhitzen und den abgetropften Grünkohl hinzufügen. Das Chilipulver, Salz, Pfeffer und Pfeffer Flocken hinzufügen. Kochen lassen bis der Kohl weich ist.

Das Gericht eignet sich gut dafür am nächsten Tag serviert zu werden, wenn der Geschmack eingezogen.

4. Grünkohl Salat

Zutaten:

1 16 oz. Packung Grünkohl

1 Packung gemischtes Salat Gemüse

1 Tomate geschnitten

1 rote Paprika geschnitten

1 Gurke

1 rote Zwiebel

3 tbsp. Olivenöl mit Kräutern (zum Beispiel Olivenöl mit Rosmarin und Basilikum)

2 tbsp. Rotwein Essig

Salz und Pfeffer zum Abschmecken

Vorbereitung:

Alle Zutaten in eine große Schale geben und vermischen. Gekühlt genießen.

5. Grüner Toast

Zutaten:

1 Leib italienisches Brot

1 tbsp. Olivenöl

1 Knoblauchzehe

1 tsp. Petersilie

1 tsp. Basilikum

1 tsp. Oregano

Eine Prise Salz und Pfeffer

1 Packung Grünkohl gekocht und abgetropft

1 lb. Geriebener Mozzarella Käse

Vorbereitung:

Das Brot längs aufschneiden. Mit einem Stößel die Gewürze und den Knoblauch zerdrücken und mit dem Olivenöl verrühren, bis eine Paste entsteht. Die Paste auf das Brot streichen.

Den Grünkohl mit den Händen abwaschen und mit einem Handtuch abtrocknen. So viel Feuchtigkeit wie möglich entfernen. Danach den Kohl über die Paste schichten.

Den Mozzarella darüber legen und solange erhitzen bis der Käse geschmolzen ist.

Warm genießen.

6. Grüne Pasta

Zutaten:

3 Eier

3 cups Mehl

1 cup Wasser

1 tsp. Salz

8 oz. Grünkohl gekocht und abgetropft

Vorbereitung:

Den Grünkohl abtropfen lassen nach dem Kochen, bis das komplette Wasser raus ist.

In einem Mixer Eier, Wasser und Salz geben. Langsam das Mehl hinzufügen unter kontinuierlicher langsamen Geschwindigkeit. Wenn sich der Teig zusammenfügt ist es Zeit den Grünkohl hinzufügen. Gut in den Teig vermischen lassen.

Den Teig für 20 Minuten gehen lassen und mit einem feuchten Tuch abgedeckt lassen.

Mit einer Nudelmaschine den Teig in die gewünschte Form bringen und trocknen lassen, bis die Nudeln bereit zum Kochen sind.

7. Grüne Pasta mit Zitronen-Pfeffer-Soße

Zutaten:

Grüne Pasta

3 Zitronen (eine in feine Scheiben geschnitten, Zwei gepresst)

1 tsp. Schwarzer Pfeffer

1 Knoblauchzehe

2 tsp. Olivenöl

¼ cup Parmesan Käse, gerieben

Vorbereitung:

Die Pasta in einem großen Topf mit gesalzenem Wasser kochen. Die getrockneten Nudeln sollten ca. 6 Minuten brauchen um 'al dente' zu sein.

Um die Soße vorzubereiten den Knoblauch in einer Pfanne mit Olivenöl anbraten. Langsam den Saft der zwei Zitronen hinzufügen und die dünnen Scheiben der Dritten.

Salz und schwarzen Pfeffer hinzufügen. Einen Esslöffel gerieben käse hinzufügen.

Dann die fertigen Nudeln in die Pfanne geben und etwas von dem Nudelwasser hinzugeben für die Soße.

Nach Geschmack noch mehr Parmesan Käse hinzufügen.

8. Grüne Suppe

Zutaten:

1-quart Hühnerbrühe

1 16 oz. Packung Grünkohl

1 cup gewürfelte Brotstücke

1 12 oz. Packung geriebene Karotten

1 kleine Zwiebel, zerdrückt

1 tbsp. zerdrückter Knoblauch

1 tbsp. Olivenöl

¼ cup Pilze, gewaschen und geschnitten

Vorbereitung:

Den Grünkohl waschen und abtropfen lassen in einem Topf mit Salzwasser. In einem Suppentopf Olivenöl und den zerdrückten Knoblauch mit den Zwiebeln und Pilzen anbraten. Die Karotten und den Grünkohl hinzufügen.

Die Brühe in den Topf geben und erhitzen. Das gewürfelte Brot hinzufügen und servieren.

9. Grüne Gegrillte Hühnerbrust

Zutaten:

4 hautfreie Hühnerbrüste

8 oz. Grünkohl gekocht und abgetropft

1 Knoblauchzehe, zerdrückt

1 tbsp. Olivenöl

2 Scheiben Mozzarella Käse

2 Scheiben gegrillte rote Paprika

1 tsp. gemahlene rote Pfeffer Flocken

Salz und Pfeffer zum Würzen.

Vorbereitung:

Die Hühnerbrust anbraten bis sie zu kochen anfängt. Vom Grill nehmen.

In einer Bratpfanne den zerdrückten Knoblauch und das Olivenöl mit dem abgetropften Grünkohl geben. Die Pfeffer Flocken hinzufügen. Aus der Pfanne nehmen.

Das Hühnchen in die Pfanne geben und das Salz und Pfeffer hinzufügen.

Den Grünkohl mit den gegrillten Paprika stapeln und mit dem Käse bedecken. Erhitzen bis der käse geschmolzen ist und nach Geschmack würzen.

10. Grüner Reis

Zutaten:

2 cups gekochter Wildreis

1 16 oz. Packung Grünkohl gekocht und gehackt

1-cup Hühnerbrühe

3 Scheiben Truthahn Schinken, gehackt

1 Dose schwarze Bohnen, vorgekocht

1 kleine Zwiebel gehackt

1 Knoblauchzehe gehackt

1 tbsp. Olivenöl

Salz und Pfeffer zum Abschmecken

Vorbereitung:

Den Truthahn Schinken anbraten mit Olivenöl, Knoblauch und Zwiebeln. Hühnerbrühe hinzufügen. Mit Salz und Pfeffer abschmecken und in eine große Pfanne geben. In dieser Pfanne die vorgekochten Bohnen und Reis geben.

Für 5 Minuten erhitzen unter gründlichen Rühren. Salz und Pfeffer für den Geschmack hinzufügen und dann servieren.

11. Roter und Grüner Salat

Zutaten:

1 Bund Brokkoli, Stängel abgeschnitten

1-cup Kirsch Tomaten

2 cups gekochte Tortellini

1 kleine Dose geschnittene schnittene schwarze Oliven

1 kleine rote Zwiebel

1 tbsp. Olivenöl

1 tsp. Rotwein Essig

1 tsp. Oregano

Eine Prise Salz und Pfeffer

Vorbereitung:

Die Brokkoli Kronen blanchieren, die Kirschtomaten in 2 Hälften schneiden, die Oliven abtropfen und die rote Zwiebel klein hacken.

Die gekochten Tortellini mit allen Zutaten in eine große Schüssel geben. Mit Öl, Essig und Oregano beträufeln. Salz und Pfeffer zum Abschmecken hinzufügen und gekühlt servieren.

12. Brokkoli Suppe

Zutaten:

1 cup Hühnerbrühe

1 Bund Brokkoli, Stängel abgeschnitten

1 Knoblauchzehe, zerdrückt

1-cup Schmand

½ cup Cheddar Käse

1 kleine Zwiebel gehackt

Eine Prise Salz und Pfeffer

Vorbereitung:

In einem Suppentopf die Zwiebeln mit Knoblauch anbraten. Die Brokkoli Blumen hinzugeben und kochen lassen bis der Brokkoli weich ist. Salz und Pfeffer hinzufügen.

Die Hühnerbrühe hinzufügen und auf niedriger Hitze kochen. Den Schmand hinzufügen und die Suppe langsam zum Kochen bringen für 4 Minuten.

Den Cheddar hinzugeben und die Hitze langsam wieder runter drehen. Kurz abkühlen lassen und dann servieren.

13. Huhn, Reis und Brokkoli

Zutaten:

2 cups gekochter Wildreis

2 gewürfelte Hühnerbrüste

1 tbsp. Olivenöl

1 Knoblauchzehe, zerdrückt

1 Brokkoli Kopf

1 Zitrone, gespalten

Eine Prise Salz und Pfeffer

Vorbereitung:

Den Brokkoli Kopf waschen und schneiden, bis die Stücke ähnlich sind. In einen Dampfgarer den Brokkoli geben und die Zitronenscheiben in das Wasser. Für 5 Minuten garen lassen oder bis er den gewünschten Härtegrat erreicht hat.

Den Knoblauch in Olivenöl in einer Pfanne anbraten und die Hühnerstücke hinzufügen. Mit einer Prise Salz und

Pfeffer Abschmecken und für 10 Minuten kochen lassen bis das Hühnchen nicht mehr rosa ist und komplett weiß in der Mitte ist.

Die Brokkoli Stücke hinzufügen und mit dem Huhn vermischen. In eine große Schüssel geben und den Wildreis vor dem Servieren hinzufügen.

14. Huhn und Brokkoli

Zutaten:

4 Hähnchenschenkel

1 Brokkoli Kopf in kleine Blüten geschnitten

2 große Russet Kartoffeln, gewaschen

Salz und Pfeffer zum Abschmecken

6 Zwiebeln, zerdrückt

1 tsp. Olivenöl

Vorbereitung:

Die Schenkel anbraten für eine knusprige Haut. In die Pfanne die geviertelten Kartoffeln und zerdrückten Zwiebeln hinzufügen. Mit Salz und Pfeffer abschmecken. Frisches Olivenöl hinzufügen. Nach 30 Minuten in einem 350 Grad F Ofen den Brokkoli hinzufügen und gut vermischen. Kochen lassen, bis das Hähnchen komplett durch ist und die Kartoffeln weich sind, dann servieren.

15. Brokkoli Käse Kuchen

Zutaten:

1 Kopf Brokkoli

½ cup geriebenen Parmesan Käse

2 Eier

1 tsp. Salz

1 cup aromatisierte Brotkrumen

1 tbsp. Olivenöl

Vorbereitung:

Die Brokkoli Blumen dampfgaren in Zitronen Wasserdampf. Kurz abkühlen lassen und dann in einen Mixer geben, bis es die Konsistenz der großen Brotkrumen hat. Eier, Käse und Salz hinzufügen und erneut mixen.

Wenn alles gut vermischt ist, die Brotkrumen hinzufügen.

Das Olivenöl in einer Pfanne erhitzen. Mit einem Eiscremelöffel die Mischung in die Pfanne geben. Anbraten bis es knusprig auf einer Seite ist und dann wenden. Auf der anderen Seite braten bis es knusprig ist. Mit der gewünschten Dipsoße servieren.

16. Brokkoli Huhn Farfalle

Zutaten:

1 lb. Farfalle Pasta

1 Brokkoli Kopf

2 cups gekochtes gewürfeltes Hühnchen

2 Knoblauchzehen, zerdrückt

2 tbsp. rote Pfeffer Flocken

2 tbsp. Olivenöl

Salz und Pfeffer zum Abschmecken

Geriebener Käse

Vorbereitung:

Während die Pasta in dem Salzwasser kocht, die Knoblauchzehen in Olivenöl anbraten. Den Brokkoli und das gewürfelte gekochte Hähnchen dazu in die Pfanne geben und für 2 Minuten abraten, dann beiseite stellen.

Die Pasta bis zur gewünschten Konsistenz kochen und dann abtropfen lassen. Die Pasta mit dem Brokkoli und Hühnchen vermischen. Mit dem geriebenen Käse und Pfeffer Flocken bestreuen und dann servieren.

17. Brokkoli Muffins

Zutaten:

1 Brokkoli Kopf fein gehackt

1 Zwiebel fein gehackt

½ cup gehackte Karotten

6 Eier

½ cup Cheddar Käse, gerieben

2 cups Mehl

2 tsp. Backpulver

1 tbsp. Zucker

1 tsp. Salz

Vorbereitung:

In einer großen Schüssel die Eier schlagen. Das Gemüse hinzugeben und grob vermischen. Den gerieben Käse, Mehl, Backpulver, Zucker und Salz hinzufügen und gut vermischen.

In ein Muffin Blech löffeln und für 30 Minuten bei 350 Grad F backen.

Abkühlen lassen und dann servieren.

18. Gerösteter Brokkoli

Zutaten:

1 Brokkoli Kopf in Blüten geschnitten

1 Zitrone, gepresst

Eine Prise Salz und Pfeffer

Prise Knoblauch Pulver

½ tsp. Chilipulver

1-tbsp. Olivenöl

Vorbereitung:

Den Ofen auf 400 Grad F vorheizen. In einer großen Schüssel den Brokkoli mit Olivenöl, Knoblauch Pulver, Salz, Pfeffer und Chilipulver bedecken

Die Brokkoli Blüten auf ein Backblech geben und für 5 Minuten rösten lassen. Dann wenden und für weitere 3 Minuten rösten lassen.

Aus dem Ofen nehmen und abkühlen lassen. Mit Zitronensaft bespritzen und dann servieren.

19. Honig Orangen Huhn

Zutaten:

2 Hühnerbrüste, gewürfelt und mit Mehl bestreut

1 Orange gepresst

1 tbsp. Olivenöl

½ cup Honig

1 tbsp. Sesamsamen

2 cups gekochter Reis nach Wahl

Eine Prise Salz und Pfeffer

Vorbereitung::

Das gewürfelte Huhn in Olivenöl anbraten, um eine dunkel braune Kruste auf den Würfeln zu kriegen. In eine Auflaufform geben. In einer kleineren Schüssel den Orangensaft mit dem Honig mischen. Die Sesamsamen hinzufügen und über die Hühnerwürfel träufeln.

Bedeckt für 20 Minuten bei 35 Grad F backen lassen oder bis die Würfel weiß und durch in der Mitte sind. Mit Salz und Pfeffer abschmecken.

Auf gekochtem Reis ihrer Wahl servieren.

20. Buffalo Style Kabeljau

Zutaten:

4 Kabeljau Filets bedeckt mit Maismehl

¼ cup scharfe Soße

¼ cup warmes Olivenöl

Eine Prise Salz und Pfeffer zum Abschmecken

Vorbereitung:

Das Olivenöl in und die scharfe Soße in einer Soßenpfanne anwärmen. Die Kabeljau Filets in die Soße dippen und auf ein Backblech legen.

Mit der übrigen Soßen die Filets bestreichen, bis sie komplett bedeckt sind.

Bedeckt für 10 Minuten bei 350 Grad F backen lassen. Mit einer Beilage ihrer Wahl servieren, wie zum Beispiel Sellerie oder Karotten mit Bleu Käse Dressing.

21. Kürbis und Rote Beete Salat

Zutaten:

1-cup Butternusskürbis, geröstet

1-cup Rote Beete, geröstet

1 grüner Apfel, geschnitten

½ cup Pecannüsse

2 cups Rucola

1 cup Orangenspalten

1 Orange, gepresst

Vorbereitung:

Den Rucola mit dem grünen Apfel, Kürbis, Rote Beete und Pecannüsse in einer Schüssel vermengen. Die Orangenspalten hinzufügen. Mit dem Orangensaft beträufeln. Stehen lassen, damit sich die Aromen vermischen können.

22. Orangen Auswahl Salat

Zutaten:

1 cup Orangen Auswahl

1 geschnittene rote Zwiebel

2 cups grüner Salat nach Wahl

½ cup geriebene Karotten

1 cup geschnittene Tomaten

1 tbsp. Olivenöl

½ tbsp. Balsamico Essig

Salz und Pfeffer zum Abschmecken

Vorbereitung:

In einer großen Salatschale den grünen Salat mit den Orangen, geschnittenen Zwiebeln, geriebenen Karotten und geschnittenen Tomaten vermischen. Für ein paar Minuten stehen lassen. In einer kleinen Schüssel das Olivenöl mit dem Essig vermischen und dann über den Salat träufeln. Am Besten kalt servieren.

23. Orangen Reis

Zutaten:

2 cups gekochter Reis nach Wahl

1 kleine Zwiebel hackt

1 kleine Paprika gehackt

1-cup Brokkoli in kleine Stücke geschnitten

½ cup geriebene Karotten

1 Orange, gepresst

½ tbsp. Olivenöl

Eine Prise Salz und Pfeffer

Vorbereitung:

Das Olivenöl in einer Soßenpfanne erhitzen und die Zwiebeln hinzufügen. Die Zwiebeln anbraten bis sie glasig sind. Den Brokkoli, Paprika und die Karotten hinzufügen und kochen bis sie weich sind. Den Orangensaft hinzufügen und für eine Minute aufwärmen. Salz und Pfeffer hinzufügen. Den Reis in die Soßenpfanne hinzufügen und gut verrühren, bis sich alles vermischt hat. Abgedeckt lassen und auf niedriger Hitze für 5 Minuten ziehen lassen. Warm servieren. Nach Bedarf können sie noch etwas eiweißhaltiges wie Hühnchen oder Fisch hinzufügen.

24. Huhn al la Orange

Zutaten:

1 gebratenes Huhn, gewaschen und ohne Innereien

1 ganze Knoblauchzehe

4 Orangen, gepresst

1 Bund Rosmarin

3 Basilikumblätter

1 tbsp. Olivenöl

Eine Prise Salz und Pfeffer

Vorbereitung:

In einem Schmortopf die Hälfte des Orangensaftes geben. Die ganze Knoblauchzehe, den Bund Rosmarin und die Basilikumblätter in das Innere des Hühnchens geben. Das Huhn in den Schmortopf mit etwas Salz und Pfeffer geben. Olivenöl darüber geben. Kleine Löcher in das Huhn stechen und die andere Hälfte des Orangensaftes darüber geben.

Für 6 Stunden kochen lassen und dann servieren.

25. Zitrus Hummer Salat

Zutaten:

1 cup Hummerfleisch, gefroren oder frisch dampfgegart

1-cup Orangenspalten

1 kleine rote Zwiebel, gehackt

½ cup geriebene Karotten

1-cup Rucola

2 tbsp. Zitronensaft

1 tsp. Meerrettich

2 tbsp. Olivenöl

Vorbereitung:

In einer großen Salatschale den Rucola mit den Orangenspalten, geriebenen Karotten und gehackten Zwiebeln vermischen. Das Hummerfleisch auf die Salatmischung geben.

Den Salat vorsichtig mit Olivenöl, Zitronensaft und einem Punkt Meerrettich garnieren, dann servieren.

26. Eier mit Avocado und Thunfisch

Zutaten:

3 hart gekochte Eier

1 Avocado

Eine Prise Salz und Pfeffer

1 Dose Thunfisch in Öl

Vorbereitung:

Die gekochten Eier säubern und schneiden. Die Avocado säubern und in mundgerechte Stücke schneiden. In einer mittelgroßen Schüssel die geschnitten Eier mit der Avocado vermischen. Das Öl vom Thunfisch abtropfen lassen und den Thunfisch untermischen. Vorsichtig verrühren und das Salz und den Pfeffer hinzufügen, dann servieren.

27. French Toast

Zutaten:

8 Eier

½ cup Milch

1 Leib Brot nach Wahl

1 tbsp. Olivenöl

½ cup Ahornsirup

1 tsp. Vanilleextrakt

Vorbereitung:

In der Nacht vorher den Leib Brot in der Milch einweichen lassen im Kühlschrank. Wenn es fertig zur Vorbereitung ist, das eingeweichte Brot in eine Auflaufform geben. In einer mittelgroßen Schüssel die Eier mit der Milch schlagen und die Vanille und das Olivenöl hinzufügen. Über das Brot gießen bis es komplett bedeckt ist.

Für 10 Minuten bei 350 Grad F backen lassen und dann aus dem Ofen nehmen. Warm mit Ahornsirup servieren.

28. Auflauf mit Ei

Zutaten:

8 Eier

1-cup Milch

1 Prise Salz und Pfeffer

1 Packung Hash Browns

1 Packung vorgekochte Truthahn Würste

1 kleine grüne Paprika, gehackt

½ cup Cheddar Käse, gerieben

Vorbereitung:

In einer Auflaufform die Würste auf dem Boden verteilen. Dann die Hash Browns darüber schichten und wieder mit Würsten bedecken.

In einer mittelgroßen Schüssel die Eier mit der Milch schlagen und dann Salz, Pfeffer und den Käse hinzufügen. In die Form über die Kartoffeln gießen und durch die Kartoffeln laufen lassen. Für 10 Minuten backen.

Sie können es sofort oder am nächsten Morgen backen.

29. Italienischer Kabeljau

Zutaten:

4 Kabeljau Filets

2 gekochte Russet Kartoffeln, geschält

1-cup grüne Bohnen. dampfgegart

1 kleine rote Zwiebel, gehackt

1 kleine rote Paprika, gehackt

1 Knoblauchzehe, gehackt

Eine Prise Salz und Pfeffer

2 tbsp. Olivenöl

1 tbsp. Rotwein Essig

Vorbereitung:

Den Kabeljau in einer Bratpfanne mit Olivenöl anbraten. Den Kabeljau in kleine Stücke zerteilen.

Die geschälten und gekochten Kartoffeln in mittelgroße Stücke würfeln. Die grünen Bohnen bis zur gewünschten

Konsistenz dampfgaren, dann abkühlen lassen. In einer großen Schüssel die grünen Bohnen mit den Kartoffel Würfeln, Zwiebeln, Paprika und Knoblauch vermischen. Den Kabeljau hinzufügen und mit Öl und Essig beträufeln.

Warm oder kalt servieren.

30. Eier Suppe

Zutaten:

2 cups Hühnerbrühe

2 Eier

½ cup Parmesan Käse

½ cup geriebene Karotten

¼ tsp. Knoblauch Pulver

¼ tsp. Salz und Pfeffer

Vorbereitung:

Die Hühnerbrühe mit den geriebenen Karotten aufwärmen, bis es kocht. Salz und Pfeffer hinzufügen.

In einer kleinen Schüssel die Eier schlagen und unter kochen zu der kochenden Hühnerbrühe geben. Für 2 Minuten kochen lassen und dann den Käse hinzufügen. Von der Hitze nehmen und bei der gewünschten Temperatur servieren.

31. Eier Salat mit gefüllten Tomaten

Zutaten:

6 hart gekochten Eiern, geschnitten

1 Avocado, gehackt in kleine Stücke

½ cup saure Sahne

1 gehackte Zwiebel

½ cup gehackter Sellerie

½ cup gehackte Karotten

1 Limette, gepresst

4 mittelgroße entkernte Tomaten

Vorbereitung:

In einer mittelgroßen Schale die gehackten Eier mit den gehackten Zwiebeln, Karotten und Sellerie vermischen. Dann die Avocado Stücke hinzufügen und den Limettensaft darüber geben. Mit der sauren Sahne beträufeln und die Tomaten mit der Füllung befüllen. Salz und Pfeffer je nach Geschmack hinzufügen. Guten Appetit.

32. Frittatas

Zutaten:

8 Eier

½ cup Milch

1 kleine Zwiebel, gehackt

1-cup Mozzarella Käse, gerieben

½ cup Pilze, geschnitten

½ cup rote Paprika Streifen

1 gebackene Kartoffel

2 tbsp. Olivenöl

¼ cup Parmesan Käse

Vorbereitung:

In einer großen Rührschüssel die Eier schlagen und mit Salz, Pfeffer und Parmesan abschmecken.

In einer großen Soßenpfanne die Zwiebeln mit Olivenöl anbraten. Die Pilze und Paprikastreifen hinzufügen und braten bis sie leicht weich sind. Eine Brise Salz und Pfeffer für den Geschmack hinzufügen. Die Eiermischung in die Pfanne geben und vorsichtig umrühren. Mit dem gerieben Mozzarella bestreuen. Für 5 Minuten bei 350 Grad F backen und dann genießen.

33. Der beste French Toast

Zutaten:

1 Leib Brot

4 Eier

½ cup Milch

Prise Salz und Pfeffer

½ tsp. Vanilleextrakt

2 tbsp. Olivenöl

½ tsp. Zimt

¼ cup Ahornsirup

Vorbereitung:

Gießen Sie das Olivenöl in eine große Pfanne auf mittlerer Hitze. Die Eier, Milch, Salz und Vanille in einer mittleren Schüssel mit einem flachen Boden schlagen. Schneiden Sie das Brot in ½ Zoll dicke Scheiben. Dip jede Scheibe in die Ei-Mischung auf dem flachen Boden, so dass es in der Mischung auf beiden Seiten für 2 Sekunden ruhen. Dann legen Sie jede eingetauchte Brotscheibe auf die große Pfanne und kochen, bis sie hellbraun auf beiden Seiten sind und beiseite legen. Mit Ahornsirup oder Zimt servieren und genießen.

34. Kabeljau Spezial

Zutaten:

1 lb. Kabeljau Filets

1 tbsp. Olivenöl

1 Zitrone, geschnitten

½ cup Kapern

1 geschnittene Zwiebel

1 kleine Dose schwarze Oliven, geschnitten

1 kleine Tomate, geschnitten

Mehl zum bestreuen der Filets

Vorbereitung:

Ein Backblech mit den Kabeljau Filets auslegen, welche mit Mehl bedeckt sind. Die Zwiebeln, schwarzen Oliven, Tomatenstücke und kapern um den Fisch legen und alles mit Olivenöl beträufeln.

Mit Aluminiumfolie bedecken und für 10 Minuten bei 350 Grad F backen lassen. Die Folien abnehmen und für weitere 2 Minuten backen lassen.

Warm mit einer Zitronenscheibe servieren.

35. Gefüllter Kabeljau

Zutaten:

6 Kabeljau Filets

1 cup gekochter Spinat

1 cup gewürzte Brotkrumen

½ cup Parmesan Käse

1 Ei

1 Zitrone, geschnitten

1 tbsp. Olivenöl

Vorbereitung:

In einer mittelgroßen Schale den gekochten Spinat mit den gewürzten Brotkrumen, Ei und dem Parmesan Käse vermischen, bis es sich vereint hat.

Ein Esslöffel der Mixtur auf jedes der Filets in die Mitte platzieren. Vorsichtig das Filet um die Mixtur wickeln. In eine Auflaufform geben und mit Olivenöl, Salz und Pfeffer würzen. Für 15 Minuten bei 350 Grad F backen. Der Fisch sollte zerfallen, wenn er mit einer Gabel berührt wird.

Mit einer Zitronenspalte servieren und genießen.

36. Orangen Kabeljau

Zutaten:

4 Kabeljau Filets

1 geschnittene Blutorange

½ tsp. Knoblauch Pulver

1 tbsp. Olivenöl

Prise Salz und Pfeffer

1 Zitrone, geschnitten

Vorbereitung:

Die Kabeljau Filets auf einem 8 x 12 Backblech arrangieren. Eine Prise Salz und Pfeffer und das Knoblauch Pulver hinzufügen. Mit Olivenöl beträufeln und für 8 Minuten bei 350 Grad F backen lassen. Aus dem Ofen nehmen und mit den Blutorangen Stücken bedecken. Für weitere 2 Minuten kochen lassen oder bis der Fisch gar ist.

Mit einer Zitrone garnieren und servieren.

37. Gebackener Kabeljau

Zutaten:

4 Kabeljau Filets

1 tbsp. Olivenöl

1 kleine Tomate, geschnitten

1 kleine Zitrone, geschnitten

1 tsp. Chilipulver

Prise Salz und Pfeffer

Vorbereitung:

Die Filets in einer Backform stapeln und mit den Scheiben von Tomaten, Zwiebeln und Zitrone bedecken.

Mit Olivenöl beträufeln und Salz, Pfeffer und Chilipulver bestreuen. Ohne Abdeckung für 10 Minuten bei 350 Grad F backen lassen.

38. Thunfisch Met

Zutaten:

1 Dose Thunfisch in Öl

4 Scheiben Mozzarella Käse

1 geschnitte Tomate

4 Croissants

1 tsp. Olivenöl

Vorbereitung:

Das Olivenöl in einer Pfanne auf niedriger Hitze erwärmen. Das Croissant aufschneiden und mit der unteren Seite in die Pfanne legen. Das gleich mit allen 4 Croissants machen und mit dem Mozzarella, Tomate und Thunfisch belegen. Etwas Olivenöl darüber träufeln.

Die Unterseite mit der Oberseite des Croissants bedecken und dann vorsichtig wenden.

Anbraten bis der Käse geschmolzen ist und die gewünschte Knusprigkeit erreicht ist.

39. Truthahn Salami Rührei

Zutaten:

4 Eier, vorsichtig geschlagen

¼ cup Milch

6 Scheiben Truthahn Salami, vorgekocht

1 kleine Paprika, geschnitten

1 kleine Zwiebel, in kleine Stücke gehackt

1 tbsp. Olivenöl

Salz und Pfeffer

Vorbereitung:

In einer kleinen Schüssel die Eier schlagen. Dann das Olivenöl auf niedriger Hitze in einer mittelgroße Pfanne erhitzen. Die Zwiebeln anbraten mit der Paprika und der Salami, bis sie weich sind. Dann die Eier und die Milch dazu gießen und verrühren. Das Rührei bis zur gewünschten Konsistenz weiter braten.

40. Kabeljau Kartoffel Salat

Zutaten:

4 gewürfelte Kabeljau Filets

2 gebackene Kartoffeln, gewürfelt

1 kleine Zwiebel, geschnitten

1 cup gemischte Paprika, geschnitten

1 tbsp. Olivenöl

1 cup Sellerie, gewaschen und geschnitten

Eine Prise Salz und Pfeffer

Vorbereitung:

Die Zwiebeln und die Paprika anbraten bis die Zwiebeln glasig sind. Salz und Pfeffer hinzufügen. Gut vermischen. Die Kabeljau Stücke hinzufügen und kochen lassen bis sie gar sind.

In einer großen Salat Schüssel die Kartoffel Würfel mit dem Sellerie und den Kabeljau Stücken vermischen und dann je nach Geschmack warm oder kalt servieren.

41. Kabeljau mit Rührei

Zutaten:

2 Eier

¼ cup Maismehl

1 tsp. Italienisches Dressing

4 Kabeljau Filets

1 tbsp. Olivenöl

1 Zitronen, gespalten

Vorbereitung:

In einer mittelgroßen Schüssel die Eier schlagen und das Maismehl und das italienische Dressing hinzufügen. Gut verrühren. Die Mixtur sollte dick aber noch flüssig sein.

Die Kabeljau Filets mit der Mixtur bestreichen.

Olivenöl in einer großen Bratpfanne vorheizen und die bedeckten Kabeljau Filets reinlegen. Auf mittlerer Hitze braten bis die Eiermischung leicht braun ist.

Mit einer Zitronenspalte servieren und genießen.

WEITERE WERKE DES AUTORS

70 Effiektiv Rezepte um Übergewicht zu bekämpfen oder zu vermeiden: Verbrenn Fett schnell durch die richtige Diät und schlaune Ernährung

Von Joe Correa CSN

48 Akne lösende Rezepte: Der schnelle und natürliche Weg um deine Akne Probleme in weniger als 10 Tagen zu lösen!

Von Joe Correa CSN

41 Alzheimer vorbeugende Rezepte: Reduzieren oder bekämpfen Sie ihr Zustand in 30 Tagen oder weniger!

Von Joe Correa CSN

70 Effektive Brustkrebs Rezepte: Beuge vor oder bekämpfe Brustkrebs mit schlauer Ernährung und starkem Essen

Von Joe Correa CSN

www.ingramcontent.com/pod-product-compliance
Lightning Source LLC
Chambersburg PA
CBHW030302030426
42336CB00009B/485